BEI GRIN MACHT SICH IHR WISSEN BEZAHLT

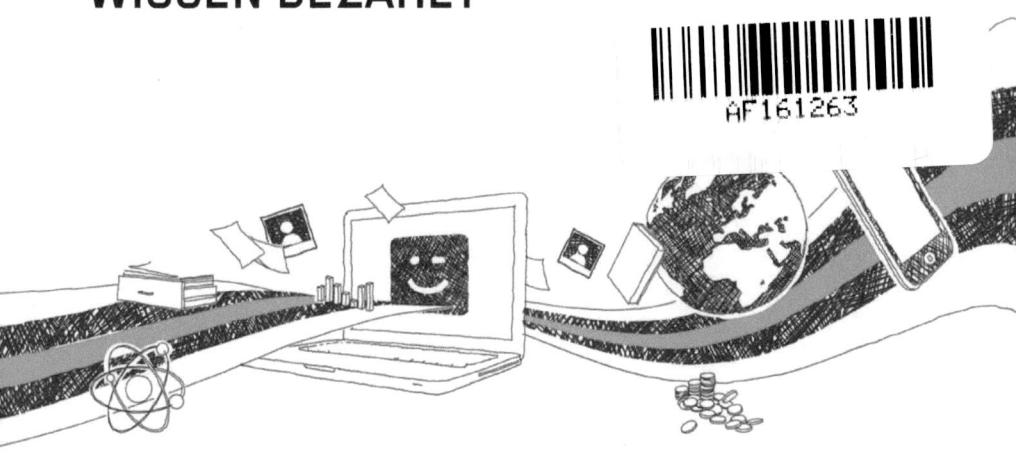

- Wir veröffentlichen Ihre Hausarbeit, Bachelor- und Masterarbeit

- Ihr eigenes eBook und Buch - weltweit in allen wichtigen Shops

- Verdienen Sie an jedem Verkauf

Jetzt bei www.GRIN.com hochladen und kostenlos publizieren

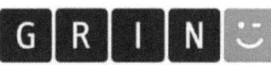

Bibliografische Information der Deutschen Nationalbibliothek:

Die Deutsche Bibliothek verzeichnet diese Publikation in der Deutschen Nationalbibliografie; detaillierte bibliografische Daten sind im Internet über http://dnb.d-nb.de/ abrufbar.

Dieses Werk sowie alle darin enthaltenen einzelnen Beiträge und Abbildungen sind urheberrechtlich geschützt. Jede Verwertung, die nicht ausdrücklich vom Urheberrechtsschutz zugelassen ist, bedarf der vorherigen Zustimmung des Verlages. Das gilt insbesondere für Vervielfältigungen, Bearbeitungen, Übersetzungen, Mikroverfilmungen, Auswertungen durch Datenbanken und für die Einspeicherung und Verarbeitung in elektronische Systeme. Alle Rechte, auch die des auszugsweisen Nachdrucks, der fotomechanischen Wiedergabe (einschließlich Mikrokopie) sowie der Auswertung durch Datenbanken oder ähnliche Einrichtungen, vorbehalten.

Impressum:

Copyright © 2009 GRIN Verlag, Open Publishing GmbH
Druck und Bindung: Books on Demand GmbH, Norderstedt Germany
ISBN: 9783640511273

Dieses Buch bei GRIN:

http://www.grin.com/de/e-book/141206/gender-und-vereinbarkeit

Djamila Endrulat

Gender und Vereinbarkeit

GRIN Verlag

GRIN - Your knowledge has value

Der GRIN Verlag publiziert seit 1998 wissenschaftliche Arbeiten von Studenten, Hochschullehrern und anderen Akademikern als eBook und gedrucktes Buch. Die Verlagswebsite www.grin.com ist die ideale Plattform zur Veröffentlichung von Hausarbeiten, Abschlussarbeiten, wissenschaftlichen Aufsätzen, Dissertationen und Fachbüchern.

Besuchen Sie uns im Internet:

http://www.grin.com/

http://www.facebook.com/grincom

http://www.twitter.com/grin_com

Djamila Endrulat

VEREINBARKEIT UND GENDER

Seminararbeit im Fach Gesundheitsökonomik und Ökonomik der sozialen Sicherung
am Seminar für Sozialpolitik

Vorgelegt in der Diplomprüfung im Studiengang Gesundheitsökonomie

der Wirtschafts- und Sozialwissenschaftlichen Fakultät

der Universität zu Köln

Köln, den 08.06.2009

Inhaltsverzeichnis

1 Einleitung 4

2 Theoretische Grundlagen zur Vereinbarkeitsproblematik 5

   2.1 Wohlfahrtsstaat und Geschlechterverhältnisse 5

   2.2 Familiale Arbeitsteilung und Vereinbarkeitsmodelle 7

   2.3 Ausgewählte Arbeitsmarktheorien 8

   2.4 Wohlfahrtsstaatliche Regulierungen familialer Arbeitsteilung 10

3 Evaluation des Gesetzes zum Elterngeld und zur Elternzeit 11

   3.1 Elterngeld und Elternzeit 11

   3.2 Inanspruchnahme von Elterngeld und Elternzeit 13

   3.3 Arbeitsmarktpartizipation 14

   3.4 Kinderbetreuung und Vereinbarkeit von Familie und Beruf 16

4 Fazit 17

5 Anhang 19

6 Literaturverzeichnis 22

Abbildungsverzeichnis

Abbildung 1: Familienpolitische Maßnahmen 11
Abbildung 2: Anstieg der Väterbeteiligung (Partnermonate) 20
Abbildung 3: Erwerbstätigkeitsumfang elterngeldbeziehender Mütter 20

Tabellenverzeichnis

Tabelle 1: Geld- und Zeitregelungen für Familien in Deutschland 19
Tabelle 2: Aufteilung des Elterngeldes 19
Tabelle 3: Gründe für die Nichtbeantragung von Elterngeld 19
Tabelle 4: Gründe für die Nichtbeantragung von Erziehungsgeld 20
Tabelle 5: Eigenbetreuung und Nutzung von Betreuungsmöglichkeiten für Kinder bis 3 Jahre 21

Abkürzungsverzeichnis

BEEG	Bundeselterngeld- und Elternzeitgesetz
BGB	Bürgerliches Gesetzbuch
BGBl.	Bundesgesetzblatt
BMFSFJ	Bundesministerium für Familie, Senioren, Frauen und Jugend
EG	Elterngeld
ErzG	Erziehungsgeld
EStG	Einkommensteuergesetz
ISF	Münchner Institut für Sozialwissenschaftliche Forschung
RWI	Rheinisch-Westfälisches Institut für Wirtschaftsforschung e.V.
TzBfG	Teilzeit- und Befristungsgesetz

1 Einleitung

In Deutschland liegt die Geburtenziffer bereits unterhalb des Bestandserhaltungsniveaus, d.h. es sterben mehr Menschen, als Kinder geboren werden.[1] In Folge dieser negativen natürlichen Bevölkerungsbilanz und damit einhergehend des demografischen Wandels rückt die Vereinbarkeitsproblematik von Familien- und Erwerbsarbeit in das Zentrum der öffentlichen Diskussion.[2] Der Fokus dieser Arbeit liegt auf der Vereinbarkeit von Erziehungs- und Erwerbsarbeit.[3] Die gegenwärtige Vereinbarkeitspolitik ist geprägt durch zwei historisch gewachsene Positionen, die sich innerhalb der Frauenbewegung herauskristallisierten.[4] Ausgehend von der bürgerlichen Frauenbewegung steht die gesellschaftliche Bewertung der Familienarbeit im Vordergrund mit dem Ziel, die Familienarbeit im Vergleich zur Erwerbsarbeit aufzuwerten. Die proletarische Frauenbewegung hingegen verfolgte die Gleichstellung der Frau durch verstärkte Beteiligung der Männer an der Familienarbeit und der Überwindung der vorherrschenden geschlechtsspezifischen Arbeitsteilung.[5] In Hinblick auf diese beiden Positionen möchte ich die Fragestellung untersuchen, inwieweit das am 5. Dezember 2006 erlassene Gesetz zum Elterngeld und zur Elternzeit (Bundeselterngeld- und Elternzeitgesetz – BEEG) diesen Kriterien genügt. Im Kapitel 2 werden zunächst die theoretischen Grundlagen zur Vereinbarkeitsproblematik dargelegt. Dabei wird insbesondere auf die Aspekte Wohlfahrtsstaat, Gender, Vereinbarkeitsmodelle und ausgewählte Arbeitsmarkttheorien eingegangen. Das dritte Kapitel fokussiert die Evaluation des Gesetzes zum Elterngeld und zur Elternzeit in Hinblick auf die Inanspruchnahme dieser familienpolitischen Maßnahme, die Arbeitsmarktpartizipation und die Kinderbetreuung. Im Fazit wird die eingangs gestellte Frage wieder aufgegriffen und mit den erworbenen theoretischen und faktischen Hintergründen beantwortet.

---

[1] Vgl. Statistische Ämter des Bundes und der Länder (2007), S. 8-25: In Deutschland lag im Jahr 2005 die zusammengefasste Geburtenziffer bei 1,34 Kindern je Frau. Das Bestandserhaltungsniveau in Deutschland ist durchschnittlich mit 2,1 Kindern je Frau erreichbar.
[2] Vgl. Schmitt (2007), S. 3.
[3] Die immer mehr an Bedeutung gewinnende Vereinbarkeitsproblematik von Pflege und Erwerbstätigkeit ist nicht Gegenstand dieser Arbeit.
[4] Vgl. Amend-Wegmann (2003), S. 12 ff.
[5] Vgl. Nave-Herz (1993), S. 123 ff.

2 Theoretische Grundlagen zur Vereinbarkeitsproblematik

2.1 Wohlfahrtsstaat und Geschlechterverhältnisse

Der Wohlfahrtsstaat bezeichnet einen Staat, der sich verschiedener Maßnahmen, Programmen und Politiken bedient, die der sozialen, materiellen und kulturellen Wohlfahrt der Bevölkerung zugute kommen.[6] In der Tradition von Esping-Andersen unterscheidet man drei verschiedene Wohlfahrtsstaatsregime: den sozialdemokratischen, den liberalen und den konservativen Wohlfahrtsstaat.[7] Den drei genannten Typen kommen verschiedene Bedeutungen von Staat, Markt und Familie (Wohlfahrtstriade) zu.[8] Im Rahmen dieser Arbeit liegt der Schwerpunkt auf dem konservativen Wohlfahrtstaat, da Deutschland ein realtypischer Vertreter dieses Typs ist.[9] Konservative Wohlfahrtsstaaten besitzen sozioökonomisch-statusbezogene Sicherungssysteme. Für die Leistungsempfänger ist ihre Position auf dem Arbeitsmarkt entscheidend, da der Umfang der Sozialleistungen von den zuvor gezahlten einkommensbezogenen Beiträgen abhängig ist. Konservative Wohlfahrtsstaaten erreichen mittlere Grade der Dekommodifizierung.[10] Darüber hinaus weisen sie eine starke Stratifizierung auf.[11]

Die Wohlfahrtsstaatstypologie von Esping-Andersen ist in vielerlei Hinsicht kritisiert worden.[12] Ostner monierte, dass nur Frauen betrachtet werden, die entweder erwerbstätig sind oder die von den abgeleiteten Sozialleistungen ihrer Ehemänner profitieren. Des Weiteren wird der Versorgungsleistung der Familie durch Frauen,

---
[6] Vgl. Schubert/ Klein (2006), S. 317: Die Debatte um die Begrifflichkeit Wohlfahrts- oder Sozialstaat wird hier außer Acht bleiben.
[7] Vgl. Esping-Andersen (1990), S. 24 ff.
[8] Vgl. Arn/ Walter (2004), S. 146.
[9] Vgl. Merkel (1995), S. 699 f.: Sozialdemokratische Wohlfahrtsstaaten basieren auf universalistischen Sozialversicherungssystemen mit relativ hohen Leistungen, die unabhängig vom Einkommen einen hohen Grad an Schutz vor Marktrisiken bieten. Die Dekommodifizierung, die Abkopplung sozialer Sicherheit vom Arbeitsmarkt, ist in diesem Typus am Größten. Liberale Wohlfahrtsstaaten sind ebenfalls universalistisch ausgerichtet, beschränken sich aber auf Elemente der Grundsicherung im Sinne einer Minimalsicherung der Bedürftigen (nach entsprechender Bedürftigkeitsprüfung). In diesen Systemen ist die Dekommodifizierung in der Regel am geringsten ausgeprägt, d.h. die Abhängigkeit vom Arbeitsmarkt ist entsprechend hoch.
[10] Vgl. Schulz-Nieswandt (2006), S. 269 ff.
[11] Unter Stratifizierung versteht man die Strukturierung von sozialen Differenzen, beispielsweise den Erhalt von Statusdifferenzen.
[12] Vgl. Siegel (2007), S. 260 ff. Dazu weiterführende Erläuterungen vgl. Kohl (2003), S. 67-82.

besonders in Hinblick auf Familialismus, kein Eigengewicht zugestanden, das dem von Markt und Staat vergleichbar wäre.[13] Esping-Andersen bezeichnete später diesen Familialismus als den Kern einer überholten Wohlfahrtsstaatlichkeit, von dem es sich zu verabschieden gilt.[14] Zusammenfassend wird klar, dass mit der Wohlfahrtstriade Staat, Markt und Familie auch ein geschlechtsspezifisches Arrangement zwischen Staat, Markt und „Familien-Frauen" einhergeht, so dass der wohlfahrtstaatlichen Politik eine Geschlechterpolitik inhärent ist, die sich nach Geschlechter- und Familienleitbildern (Kapitel 2.2) ausrichtet.[15]

In diesem Zusammenhang wird nun auf die Begriffe Gender und Geschlechterstereotype Bezug genommen. Gender bezeichnet die durch eine Gesellschaft und Kultur vorgegebene Geschlechterrolle.[16] Davon abzugrenzen ist der englische Begriff „sex", der das anatomische Geschlecht und damit einhergehend die natürliche Zweigeschlechtlichkeit betitelt.[17] Geschlechterrollen beziehen sich auf die sozial geteilten Verhaltenserwartungen, die Individuen in Folge ihres sozial vorgegebenen Geschlechts mit sich bringen. Geschlechterstereotype stellen kognitive Strukturen dar, die individuelles und kulturell geteiltes Wissensverständnis über typische Merkmale von Frauen und Männer besitzen.[18] Sie bestehen aus einer deskriptiven und einer präskriptiven Komponente. Erstere schreibt Individuen geschlechtsspezifische Merkmale zu, während letztere Komponente aufzeigt, wie sich das jeweilige Geschlecht verhalten sollte. Das Frauenstereotyp ist geprägt durch Wärme und Expressivität, dem gegenüber steht das Männerstereotyp mit Kompetenz und Instrumentalität.[19] Eagly stellte in ihrer Theorie der sozialen Rollen dar, dass Menschen dazu neigen, geschlechtsspezifische Merkmale den jeweiligen sozialen Rollen, besonders der Familien- und Berufsrolle, zuzuschreiben, die für diese charakteristisch sind. Daraus folgernd üben Frauen überwiegend Berufsrollen mit geringeren Status

---

[13] Vgl. Ostner (1998), S. 225 ff.
[14] Vgl. Esping-Andersen (1996; 1999), S. 66-87; S. 47-94.
[15] Vgl. Dackweiler (2004), S. 451.
[16] In diesem Zusammenhang ist das Konzept des „doing gender", zu nennen. Es stammt aus der interaktionstheoretischen Soziologie und stellt ein Konzept der interaktiven Konstruktion von Geschlecht dar. Dabei wird die Geschlechtszugehörigkeit und -identität als ein Ergebnis vielfältiger sozialer Prozesse gesehen. Dazu vgl. Gildemeister (2004), S. 132 ff.
[17] Vgl. Schößler (2008), S. 10 f.
[18] Vgl. Ashmore/ Del Boca (1979), S. 219 ff.
[19] Vgl. Eckes (2004), S. 164 ff.

beziehungsweise Hausfrauenrollen aus, die das Konzept der Expressivität und Wärme unterstreichen. Vergleichend finden sich Männer in den beruflichen Rollen mit höherem Status beziehungsweise in der Ernährerrolle (Kapitel 2.2) wieder.[20] Nach Pfau-Effinger existieren in jeder Gesellschaft dominierende Leitbilder zur geschlechtsspezifischen erwerblichen und familialen Arbeitsteilung.[21]

2.2 Familiale Arbeitsteilung und Vereinbarkeitsmodelle

Anhand des mikroökonomischen Ansatzes der New Home Economics lässt sich die familiale Arbeitsteilung erklären.[22] Nach dem Rationalitätsprinzip zeigen soziale Akteure ein rationales Verhalten mit dem Ziel, ihren Nutzen in der familialen Arbeitsteilung oder den Nutzen ihres Haushaltes zu maximieren.[23] Die jeweils mit den Produktionsarbeiten und Reproduktionsarbeiten einer Familie verbundenen Kosten und Nutzen werden abgewogen. Dabei gilt: Je höher das Einkommen eines Haushaltsmitgliedes, desto höher sind seine Opportunitätskosten der Hausarbeitszeit, die ihrerseits dann niedriger ausfällt.[24] Nach diesem Ansatz besteht eine geschlechtsspezifische Arbeitsteilung, da Frauen basierend auf dem Humanvermögenskonzept auf dem Arbeitsmarkt benachteiligt sind, welches sich in geringeren Einkommenschancen wiederspiegelt (Kapitel 2.3).[25]

Das klassische Modell der Geschlechterverhältnisse stellt das traditionelle Ernährermodell dar, welches auch Hausfrauenmodell der Versorgerehe genannt wird. Der Mann agiert in seiner Ernährerrolle als Versorger der Familie, während die Frau für den privaten Haushalt und die Kinderbetreuung zuständig ist.[26] Der Wandel von Familie und Arbeitswelt modifiziert stetig das Ernährermodell in Richtung eines „adult worker model", welches nach Lewis in mehreren Varianten vorkommt.[27] In diesem Modell sind beide Partner erwerbstätig in Form von zwei Vollzeit-

---

[20] Vgl. Eagle (1987), S. 114 ff.
[21] Vgl. Pfau-Effinger (1998), S.177 ff.
[22] Vgl. Amend-Wegmann (2003), S. 190 ff.
[23] Vgl. Becker (1991), S. 30 ff.
[24] Vgl. Notz (2004): S. 421 f.: Zu den Reproduktionsarbeiten zählen u.a. Haus-, Erziehungs- und familiäre Pflegearbeit sowie ehrenamtliche Tätigkeiten. Inhalt von Produktionsarbeiten sind alle Erwerbsarbeitsverhältnisse.
[25] Vgl. Amend-Wegmann (2003), S. 196 f.: Das Humanvermögenskonzept nimmt an, dass mit einer Investition in Humanvermögen ein Einkommens-, Konsum oder Freizeitverzicht einhergeht.
[26] Vgl. Pfau-Effinger (2000), S. 111 ff.
[27] Vgl. Lewis (2004), S. 63 ff. Im Rahmen dieser Arbeit kann nicht auf alle Variationen eingegangen werden.

beziehungsweise Teilzeitstellen oder einer Vollzeit- und einer Teilzeiterwerbstätigkeit.[28] Einhergehend mit dieser wachsenden weiblichen ökonomischen Unabhängigkeit und Individualisierung zeichnet sich ein Perspektivenwechsel in Hinblick auf die geschlechtliche Gleichstellung ab.[29] Dieses zeitgleiche Nebeneinander von Familien- und Erwerbsarbeit findet man im Parallelisierungsmodell als ein Leitbild für Vereinbarkeitspolitik wieder, welches neben einer erhöhten Belastbarkeit, besonders der Frau, Fragen zur Kinderbetreuung und Arbeitszeitgestaltung aufwirft.[30] Dem gegenüber steht das Phasenmodell, einem zeitlichen Nacheinander von Erwerbstätigkeit und Familienarbeit, basierend auf dem Drei-Phasenmodell von Myral und Klein.[31]

2.3 Ausgewählte Arbeitsmarkttheorien

Für die familiale Arbeitsteilung ist sowohl die reale als auch die potentielle Erzielung von Einkommen am Markt ausschlaggebend. Anhand der *Humankapitaltheorie*, einer Erweiterung des neoklassischen Arbeitsmarktmodells, lässt sich die ungleiche weibliche und männliche Arbeitsmarktstellung in Folge geschlechtstypischer Investitionsverhalten in das Humanvermögen und den daraus resultierenden unterschiedlichen Produktivitätsniveaus erklären.[32] Die Steigerung der Produktivität bringt der Grundidee zufolge eine Erhöhung der materiellen Ertragslage mit sich.[33] Nach Krüsselberg entstehen für die familiale Investition in das Humanvermögen direkte und indirekte Kosten, die sich unter anderem in diskontinuierlichen Erwerbsverläufen von Frauen zeigen.[34] Neben dem direkt entgangenen Einkommen durch Erwerbsunterbrechungen aufgrund von Kindererziehung ergeben sich die indirekten Kosten aus der Stagnation der Erwerbshumanvermögensbildung sowie

---

[28] Man spricht in diesem Zusammenhang auch von einem Paradigmenwechsel.
[29] Vgl. Kortendiek (2004), S. 385.
[30] Vgl. Amend-Wegmann (2003), S. 254 ff. Dazu auch Barnett/ Hyde (2001): Nach Barnett und Hyde sind Mütter trotz einer Doppelbelastung durch Beruf und Familie oft zufriedener, da ein Mensch durch multiple Rollen gegenüber Stressoren resilienter wird.
[31] Die erste Phase ist gekennzeichnet durch Ausbildung und anschließender Erwerbstätigkeit, gefolgt von einer Periode der Mutterschaft. Die dritte Phase stellt die berufliche Reintegration dar.
[32] Vgl. Amend-Wegmann (2003), S. 215 ff: Als Investoren sind das Individuum selbst, die Eltern, Unternehmen, die Gesellschaft und der Staat zu benennen. Das Humankapital lässt sich differenzieren in das Allgemeinwissen, Spezialwissen und betriebsspezifische Wissen. Investitionen ins Humankapital amortisieren sich über die Erträge, so dass sich das Humankapital analog zum Sachkapital verzinst. Dabei hängt die Abschreibungsrate von der Höhe des Humanvermögens ab.
[33] Vgl. Kapphan (1994), S. 72.
[34] Vgl. Krüsselberg (1994), S. 31-56.

der Entwertung des bis dahin erworbenen Erwerbshumanvermögens.[35] Die *Diskriminierungstheorien* geben Aufschluss über die ökonomische Schlechterstellung von Frauen.[36] Wie bereits in der Humankapitaltheorie erkennbar verursacht die weibliche Antizipation diskontinuierlichen Erwerbsverläufen eine niedrigere Erwerbshumanvermögensinvestition als dies bei Männern der Fall ist.[37] Unternehmen orientieren sich bei der Entlohnung und Personalentscheidungen an Geschlechtsstereotypen und geschlechtsspezifischen Produktivitätsindikatoren. Letztere verweisen auf eine geringere weibliche *Durchschnittsproduktivität* aufgrund des schlechteren Ausbildungsniveaus und Diskontinuitäten im Erwerbsverlauf von Frauen.[38] Im Allgemeinen spricht man hierbei von einer statistischen Diskriminierung, das heißt einer Benachteiligung einzelner Personen einer Gruppe aufgrund von Durchschnittserwartungen über das Verhalten der ganzen Gruppe.[39] Zu erwähnen ist, dass erst ex post festgestellt werden kann, ob die Erwartungen eines Unternehmens auf eine einzelne Frau zutreffen oder ob eine tatsächliche ökonomische Diskriminierung, einhergehend mit einer nicht adäquaten Leistungsvergütung, auftritt.[40]

Segmentationstheorien unterstreichen die Relevanz des kontinuierlichen Erwerbsverlauf und der Berufswahl in Hinblick auf eine geschlechtsspezifische Segregation.[41] Basierend auf dem Ansatz des „betriebszentrierten Arbeitsmarktes" des Münchner Instituts für Sozialwissenschaftliche Forschung (ISF) wird der Arbeitsmarkt mit Lohnwettbewerb in einen primären und einen sekundären Sektor untergliedert.[42] Kennzeichnend für den primären Sektor sind relativ stabile, fluktuationsarme Arbeitsplätze mit hohen Einkommen und guten Aufstiegschancen. Charakteristisch für den sekundären Sektor sind leicht austauschbare, allgemein qualifizierte Arbeitskräfte mit niedrigen und stark konjunkturabhängigen Löhnen.[43] In

---

[35] Vgl. Pfriem (1979), S. 99.
[36] Laut Achatz stellt die Diskriminierung auf dem Arbeitsmarkt eine ungleiche Behandlung potenziell gleicher Arbeitskräfte dar. Vgl. Achatz (2005), S. 268.
[37] Vgl. Amend-Wegmann (2003), S. 215 ff.
[38] Vgl. Schubert (1993), S. 36 f.
[39] Diese Art der Diskriminierung beruht im Grunde auf unvollständiger und asymmetrisch verteilter Informationen über die Eigenschaften und das künftige Verhalten von Personen, insbesondere der Frau.
[40] Vgl. Kurscheid (2005), S. 31.
[41] Vgl. Amend-Wegmann (2003), S. 229.
[42] Berufsfachliche Märkte existieren quer zu diesen Segmenten.
[43] Vgl. Kapphan (1994), S. 124 ff.

diesem so genannten „Jedermann(frau)-Segment" findet man unter anderem Hausfrauen mit zeitweiliger Beschäftigung.[44] Nach Pfau-Effinger ist eine geschlechtsspezifische Arbeitsmarktspaltung jedoch nicht nur im sekundären, sondern auch im primären Sektor zu finden.[45]

2.4 Wohlfahrtsstaatliche Regulierungen familialer Arbeitsteilung

Wohlfahrtsstaatliche Regulierungen in Hinblick auf Familie richten sich nach familienpolitischen Leitbildern und fördern somit spezifische Lebensformen.[46] Ihr Einfluss auf die familiale Arbeitsteilung zeigt sich in der Vorgabe von wohlfahrtsstaatlichen Handlungsrahmenbedingungen, die durch die Verteilung von Ressourcen durch den Wohlfahrtsstaat limitiert oder ausgedehnt werden können.[47] In konservativen Wohlfahrtsstaaten wie Deutschland liegt die Erziehung und Betreuung von Kleinkindern, hinsichtlich der Arbeitsteilung zwischen Familie, Markt und Staat, bei der Familie.[48] Nach Strohmeier stellt die öffentliche Kinderbetreuung einen entscheidenden Faktor für die weibliche Erwerbsbeteiligung dar.[49] Eine *direkte* geschlechtsspezifische Zuschreibung der familialen Arbeitsteilung ist in Deutschland jedoch nicht zu finden.[50] Dennoch wird durch das Ehegattensplitting eine Arbeitsteilung im Sinne des Ernährermodells (Kapitel 2.2) steuerlich gefördert.[51] Mit Blick auf die deutsche Arbeitszeitgesetzgebung ergibt sich ein zwiespältiges Bild bezüglich der Vereinbarkeit von Beruf und Familie.[52] Neben dem Teilzeit- und Befristungsgesetz ermöglicht das Gesetz zum Elterngeld und zur Elternzeit erstmalig

---

[44] Vgl. Kurscheid (2005), S. 33.
[45] Vgl. Pfau-Effinger (1990), S. 8.
[46] Vgl. Kortendiek (2004), S. 386.
[47] Vgl. Rüling (2004), S.120 ff.
[48] Vgl. Esping-Andersen (1990), S. 165 ff.
[49] Vgl. Strohmeyer (1997), S. 289-307.
[50] Nach deutschem Familienrecht gemäß § 1356 BGB Abs. 1 und 2 sind beide Ehepartner berechtigt, einer Erwerbstätigkeit nachzugehen, in gegenseitigem Einverständnis regeln sie die gemeinsame Haushaltsführung. Bis 1976 lag nach der alten Regelung des § 1356 BGB Abs. 1 Satz 1 die gemeinsame Haushaltsführung bei der Ehefrau. Das Nachgehen einer Erwerbstätigkeit wurde der Frau nur mit der Vereinbarkeit von ihren ehelichen und familiären Pflichten zugestanden.
[51] Der maximale Splittingvorteil ergibt sich, wenn nur ein Ehepartner Einkünfte hat. Eine paritätische Arbeitsteilung findet im Rahmen des Ehegattensplittings gemäß §§ 26, 26b und 38b EStG keine steuerliche Förderung, das heißt die Splittingwirkung ist geringfügig oder gleich null.
[52] Vgl. Rüling (2001), S. 30 ff. Dabei stehen betriebliche Flexibilisierungen der Arbeitszeiten mit erhöhter familialer Koordinationsherausforderung der Erwerbsarbeitszeitautonomie gegenüber. Das bestehende Teilzeit- und Befristungsgesetz (TzBfG) ermöglicht dem Beschäftigten in Absprache mit dem Arbeitgeber, seine Arbeitszeit jenseits der Elternzeit zu reduzieren. Ein Rechtsanspruch auf eine Vollzeitstelle bei Rückkehr existiert im Vergleich zur Elternzeitregelung jedoch nicht.

eine Abkehr vom Ernährermodell in Richtung des „adult worker model" mit einer paritätischen Aufteilung der Erwerbs- und Familienarbeit.[53] Aus diesem Grund ist das Gesetz zum Elterngeld und zur Elternzeit Gegenstand des nächsten Kapitels.

3 EVALUATION DES GESETZES ZUM ELTERNGELD UND ZUR ELTERNZEIT

3.1 Elterngeld und Elternzeit

Einleitend gibt Abbildung 1 einen grundlegenden Überblick über die Maßnahmen der Familienpolitik. Dabei wird zwischen zwei staatlichen Unterstützungsoptionen unterschieden, die sich wechselseitig ergänzen können.[54] Auf der einen Seite kann der Staat die Vereinbarkeit von Familie und Beruf durch familienpolitische Maßnahmen fördern, auf der anderen Seite beeinflusst er die familiale Wirtschaftslage durch monetäre Transfers.

Abbildung 1: Familienpolitische Maßnahmen

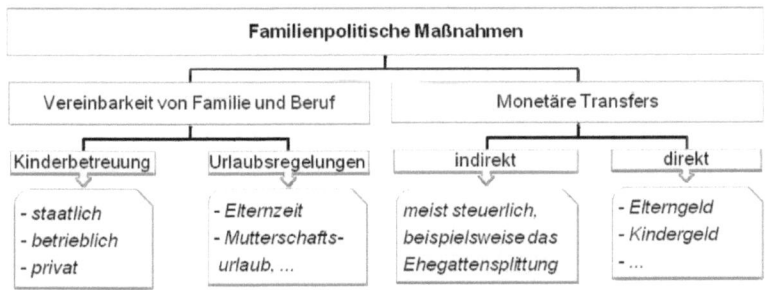

Quelle: in Anlehnung an Hofäcker (2003).

Die rechtliche Grundlage für Elterngeld und Elternzeit stellt das BEEG vom 05. Dezember 2006 dar.[55] Der Anspruch auf Elterngeld besteht für Erziehungs-

---

[53] Das Gesetz zum Elterngeld und zur Elternzeit bietet flexible Aufteilungen der Erziehungszeiten sowie eine gleichzeitige Inanspruchnahme für beide Eltern. Allerdings weist die finanzielle Ausgestaltung immer noch auf einen Hauptverdiener hin. Vgl. Koch (2000), S. 590-599.
[54] Vgl. Hofäcker (2003), S. 260 f.
[55] Das BEEG gilt seit dem 01.01.2007, zuletzt modifiziert durch Artikel 1 des Gesetzes vom 17.01.2009 (BGBl. I, S. 61).

berechtigte, die das bei Ihnen in Deutschland lebende Kind nach der Geburt selbst betreuen und nicht mehr als 30 Stunden pro Woche einer Erwerbstätigkeit nachgehen. Dieser Anspruch ist unabhängig davon, ob und in welcher Form der Beantragende vor der Geburt des Kindes gearbeitet hat. Auch Auszubildende und Studierende erhalten Elterngeld.[56] Der zeitliche Rahmen des Elterngeldes für einen Elternteil liegt zwischen mindestens zwei und höchstens zwölf Monaten. Ergänzend stehen zwei weitere Monatsbeträge, so genannte Partnermonate, zur Verfügung, wenn beide Eltern das Elterngeld nutzen möchten.[57] Bis auf die Partnermonate ist die Anzahl der Monatsbeträge beliebig untereinander distribuierbar.[58] Die Höhe des Elterngelds variiert zwischen einem Mindestbetrag von 300 € und einem Höchstbetrag von 1800 €.[59] Berechnungsgrundlage für das einkommensabhängige Elterngeld stellen 67 Prozent des bereinigten Nettoeinkommens des Antragsstellers der letzten zwölf Kalendermonate vor der Geburt des zu betreuenden Kindes dar.[60] Einen zusammenfassenden Überblick liefert Tabelle 1 (Anhang S. 19).[61] Die Gewährung des Elterngelds ist keine Voraussetzung für die Inanspruchnahme der Elternzeit. Der Anspruch der Elternzeit muss jedoch im Rahmen des Elterngeld-Antrags geltend gemacht werden. Ein Anrecht auf Elternzeit haben alle in einem Arbeitsverhältnis stehenden Erziehungsberechtigten, unabhängig von der Art des Arbeitsverhältnisses.[62] Die Verteilung der Elternzeit lässt sich variabel gestalten und ist unabhängig vom Elternzeitumfang des Partners.[63] Ohne Zustimmung des Arbeitgebers umfasst der Anspruch der Elternzeit die ersten drei Lebensjahre des Kindes, innerhalb derer keine Kündigung seitens des Arbeitgebers ausgesprochen werden kann. Ein Anteil von bis zu zwölf Monaten kann mit Zustimmung des Arbeitgebers auf die Zeit bis zur Vollendung des achten Lebensjahres übertragen

---

[56] Vgl. BMFSFJ (2009a), S. 6 ff.
[57] Der Anspruch auf Partnermonate ergibt sich, wenn während zwei Bezugsmonaten eine Reduzierung des Erwerbseinkommens durch Arbeitszeitreduzierung innerhalb der Elternzeit oder im Rahmen des Mutterschutzes eintritt.
[58] Zum Beispiel bezieht die Mutter die ersten 12 Monatsbeträge und der Vater erhält für die Lebensmonate 13 und 14 Elterngeld oder beide beziehen gleichzeitig Elterngeld in den ersten 7 Monaten (2 x 7 Monate = 14 Monatsbeträge).
[59] Vgl. BMFSFJ (2008a), S. 11 f.
[60] Vgl. BMFSFJ (2009a), S. 15 f.: Hier auch weitere Informationen zum bereinigten Nettoeinkommen.
[61] Vgl. BMFSFJ (2008a), S. 11.
[62] Im Vergleich zum Elterngeld besteht der Anspruch auf Elternzeit unabhängig vom gewöhnlichen Aufenthalt oder Wohnsitz. Desweiteren kann die Elternzeit gleichzeitig ohne additiven Charakter genutzt werden, das heißt die gleichzeitige Nutzung der dreijährigen Elternzeit verkürzt sich nicht auf eineinhalb Jahre gemeinsame Nutzung.
[63] Vgl. BMFSFJ (2009a), S. 53 f.

werden. Innerhalb der Elternzeit ist eine Teilzeiterwerbstätigkeit von bis zu 30 Wochenstunden erlaubt.[64]

3.2 Inanspruchnahme von Elterngeld und Elternzeit

Laut dem Endbericht zur Evaluation des Gesetzes zum Elterngeld und zur Elternzeit haben im ersten Quartal 2007 circa 16 Prozent der Väter und 84 Prozent der Mütter Elterngeld bezogen (Anhang S. 19, Tabelle 2). Gründe für die Nichtbeantragung des Elterngeldes durch den Vater liegen mit 68 Prozent primär bei der fehlenden Möglichkeit, die Arbeitszeit aus beruflichen beziehungsweise betrieblichen oder finanziellen Gründen zu reduzieren. 20 Prozent der Befragten verweisen auf eine bessere Kindesbetreuung durch die Partnerin (Anhang S. 19, Tabelle 3).[65] Dies veranschaulicht Eaglys Theorie der sozialen Rollen (Kapitel 2.1).[66] Nach Klammer/ Klenner basiert die vermehrte mütterliche Inanspruchnahme von Elterngeld und Elternzeit auf einer gemeinsamen, rational konsentierten Familienstrategie.[67] Im Vergleich zum Erziehungsgeld ist eine starke Zunahme der männlichen Leistungsempfänger festzustellen, denn im Jahr 2006 waren nur 3,3 Prozent der Väter und 96,7 Prozent der Mütter Bezieher des Erziehungsgelds.[68] Die verstärkte Bereitschaft zur Nutzung von Elterngeld ist grundlegend abhängig von der Höhe des Einkommens der Partnerin, ihres beruflichen Engagements sowie einer gleichberechtigten Partnerschaft. Diese Argumente wirken sich auch positiv auf die Dauer des Elterngeldbezugs, insbesondere die Nutzung von Partnermonaten aus.[69] Im Blick auf die Dauer des Elterngeldbezuges fällt auf, dass bezogen auf alle Elterngeldbeziehenden 82 Prozent der Frauen 12 Monate und 66,2 Prozent der Männer 1 bis 2 Monate, insbesondere den ersten und den 13. Monat, beantragten. Dabei zeigt Abbildung 2 (Anhang S. 20) einen stetigen Anstieg der väterlichen Beteiligung durch Partnermonate von 7 Prozent im ersten Quartal 2007 auf 12

---

[64] Fehlen dringende betriebliche Gründe, so existiert in Unternehmen mit mehr als 15 Beschäftigten ein Anspruch auf Teilzeitarbeit zwischen 15 und 30 Wochenstunden.
[65] Vgl. BMFSFJ (2008c), S. 11 ff.
[66] Vgl. Eagle (1987), S. 114 ff.
[67] Vgl. Klammer/ Klenner (2003), S. 177 ff: Ganz im Sinne des Rationalitätsprinzips erscheint es der Mehrheit der Paare rational, dass die Frau die Arbeitszeit reduziert oder entsprechend der wirtschaftlichen Familienlage als Einkommensbezieherin ganz ausfällt.
[68] Vgl. BMFSFJ (2008c), S. 11 sowie S. 32: Hauptursache der Nichtbeantragung/ Nichtbewilligung des Erziehungsgeldes stellte ein zu hohes Einkommen dar. Nur 17 Prozent benennen die fehlende Möglichkeit der Arbeitszeitreduktion bei beiden Partnern (Anhang S. 20, Tabelle 4).
[69] Vgl. Preuckert (2008), S. 277 ff.

Prozent im ersten Quartal 2008.[70] Hier zeigt sich aus langfristiger Perspektive die Auswirkung des grundlegenden Wertewandels in Richtung eines postmaterialistischen Lebensstils, aus kurzfristiger Sicht steht die für Väter finanziell attraktivere Gestaltung der Elterngeldes im Vordergrund.[71] Mehr als die Hälfte aller Elterngeldbezieher (57 Prozent) bezog im Jahr 2008 das Elterngeld auf Basis des Einkommensersatzes. Der Rest erhielt es auf Basis des Mindestbetrags, wovon knapp ein Drittel ausschließlich den Mindestbetrag von 300 € bezog.[72] Laut dem Endbericht zur Evaluation des Gesetzes zum Elterngeld und zur Elternzeit lässt sich keine vollständig plausible Aussage über die Inanspruchnahme der Elternzeit treffen, da eine explizite Trennung zwischen Elterngeldbezug und Elternzeit sowie ein Einklang zwischen Elternzeit und dem veralteten Begriff Erziehungsurlaub fehlen.[73] Aus diesem Grund konzentriert man sich im folgenden Kapitel auf die Arbeitsmarktpartizipation.

3.3 Arbeitsmarktpartizipation

In der „Befragung Junge Familie 2008 (I)" des RWI Essen zeigt sich, dass circa 58 Prozent der Frauen vor der Geburt erwerbstätig sind.[74] Dabei arbeiten 40 Prozent der erwerbstätigen Frauen mehr als 30 Stunden die Woche und 11 Prozent haben einen Erwerbstätigkeitsumfang von 15 bis 30 Wochenstunden. Diese Fakten unterstreichen die parallele Existenz des traditionellen Ernährermodells und des „adult worker model". Die Erwerbsunterbrechung und der Rückkehrzeitraum in die Erwerbstätigkeit sind abhängig vom Bildungsniveau, dem Berufsstatus sowie der Einkommenssituation und korreliert mit der Kinderzahl.[75] 85 Prozent der vor der Geburt Erwerbstätigen vollzogen eine geplante Erwerbsunterbrechung über den

---

[70] Zu beachten ist, dass der beschriebene Anstieg einer möglichen Verzerrung unterliegt, da Väter vermehrt erst ab dem 13. Monat ihre Partnermonate beanspruchen.
[71] Der Durchschnitt des Elterngeldes lag laut dem Statistischen Bundesamt bei 646 €, dabei erhielten Väter mit durchschnittlich 973 € im Monate 383 € mehr als Mütter.
[72] Vgl. Statistisches Bundesamt Deutschland (2008): Vergleichend haben im Jahr 2006 13 Prozent den einjährigen Budgetbetrag des Erziehungsgeldes von monatlich bis zu 450 € und 87 Prozent den zweijährigen Regelbetrag von bis zu 300 € erhalten. Maßgeblich für einkommensabhängigen Anspruch des Regelbetrags ist das zu erwartende Einkommen für den Bezugszeitraum. Beide Varianten des Erziehungsgeldes wurden ab dem siebten Monat je nach Höhe des Haushaltseinkommens teilweise gekürzt.
[73] Vgl. BMFSFJ (2008c), S. 35 ff.
[74] Es handelt sich dabei um eine quantitative Datenerhebung in Form einer schriftlichen Befragung einer repräsentativen Stichprobe jener Eltern, die Elterngeld beantragt haben und deren Kind im 1. Quartal 2007 geboren wurde.
[75] Vgl. BMFSFJ (2008c), S. 37 ff.

Mutterschutz hinaus.[76] Hier zeigt sich die weibliche Antizipation diskontinuierlicher Erwerbsverläufe, die oftmals mit niedrigeren Erwerbshumanvermögensinvestitionen im Vergleich zu Männern einhergehen. Der Anstieg der Erwerbstätigkeit nach der Unterbrechung fokussiert sich auf die Zeitpunkte ein Jahr und eineinhalb Jahre nach der Geburt des Kindes.[77] Je kompakter die Unterbrechungszeitdauer, desto geringer sind die beruflichen Dequalifikationseffekte und Opportunitätskosten einer Elternschaft.[78] Nach Schwarze ist in Bezug auf die postnatalen Erwerbs- und Einkommenschancen eine Förderung der Elternteilzeit im Gegensatz zu einer Ausdehnung von Erwerbsunterbrechungen, beispielsweise in Form einer Verlängerung der Elternzeit, zu präferieren.[79] Die Rückkehr in den Beruf erfolgt primär in Teilzeit (Anhang S.20, Abbildung 3). Laut Statistischem Bundesamt geben 51,6 Prozent der Teilzeitbeschäftigten als Grund für ihre reduzierte Erwerbstätigkeit familiäre Verpflichtungen wie Kinderbetreuung sowie Betreuung von Pflegebedürftigen und Behinderten an.[80] In Bezug auf die Erwerbstätigkeit der Männer ist eine wahrnehmbare Reduktion zu verzeichnen. Dabei haben 18 Prozent der vor der Geburt erwerbstätigen Männer ihre Beschäftigung reduziert oder unterbrochen.[81] Es besteht jedoch nach wie vor das Problem, dass nicht jede qualifizierte Erwerbstätigkeit reduziert werden kann, insbesondere Beschäftigungen des in den Segmentationstheorien beschriebenen Primärarbeitszeitsektors.[82] Dies verstärkt die geschlechtsspezifische Arbeitsmarktteilung und erklärt unterstützend zum Aspekt der Geschlechtsstereotype, warum die Teilzeitbeschäftigung immer noch verstärkt eine Frauendomäne ist. Zusammenfassend stellt das Gesetz zum Elterngeld und zur Elternzeit eine staatliche Maßnahme dar, um dem Ernährermodell eine gleichwertige Alternative in Form des „adult worker model" entgegen zu stellen. Dies zeigt sich einerseits in der Kopplung des Elterngeldes an ein vorheriges

---

[76] Kurze Unterbrechungen im Sinne des Mutterschutzes finden sich doppelt so häufig im Bereich der Teilzeitarbeit, weisen mit 11 Prozent dennoch eine Minderheit aus. Vgl. BMFSFJ (2008c), S. 37.
[77] Laut der „Befragung Junge Familie 2008 (I)" sind 43 Prozent der Mütter bereits weniger als eineinhalb Jahre nach der Geburt wieder berufstätig. Vgl. BMFSFJ (2008b), S. 23.
[78] Vgl. Hofäcker (2003), S. 262: Freistellungsregelungen zur Arbeitszeitreduktion fördern in ähnlicher Art die elterliche Erwerbsbindung.
[79] Vgl. Schwarze (2002), S. 280 ff.
[80] Vgl. Statistisches Bundesamt Deutschland (2009): Die Teilzeitarbeit hat in den letzten 10 Jahren um 39 Prozent zugenommen. Gründe dafür liefern Maßnahmen zur Förderung der Vereinbarkeit von Familie und Beruf, der Rechtsanspruch auf Teilzeitarbeit von Arbeitnehmern (seit 2001) sowie zahlreiche gesetzliche Neuerungen im Bereich der geringfügigen Beschäftigung.
[81] Vgl. BMFSFJ (2008c), S. 64.
[82] Vgl. Klammer/ Klenner (2003), S. 198.

Arbeitseinkommen, andererseits im Vergleich zum Erziehungsgeld in einer Erhöhung des durchschnittlichen monetären Tansfers konkomitierend mit einer Bezugsdauerverkürzung.[83] Der Anreiz liegt somit auf einer Integration in den Arbeitsmarkt, der Familiengründung sowie einer schnelleren Reintegration. Die Effektivität der zuvor beschriebenen Regelungen stehen in Interaktion mit den anderen familienpolitischen Maßnahmen (Kapitel 3.1), insbesondere der Kinderbetreuung, eine Maßnahme zur Förderung der Vereinbarkeit von Familie und Beruf.

3.4 Kinderbetreuung und Vereinbarkeit von Familie und Beruf

Anhand der „Befragung Junge Familie (I)" ist zu erkennen, dass nach wie vor Mütter weitaus mehr in die zeitliche Betreuung des Kindes investieren als Männer. Dennoch ist eine stärkere Einbindung der Väter zu verzeichnen.[84] Für eine bessere Vereinbarkeit von Familie und Beruf sind öffentliche Kinderbetreuungseinrichtungen unverzichtbar.[85] Die Tabelle 5 (Anhang S. 21) stellt dar, dass circa zwei Drittel der Eltern zur Betreuung ihres bis zu drei Jahre alten Kindes andere Betreuungsmöglichkeiten als die Eigenbetreuung nutzen beziehungsweise nutzen möchten.[86] In Deutschland als konservativem Wohlfahrtsstaat liegt jedoch nach Esping-Andersen die Betreuung und Erziehung von Kleinkindern bei der Familie (Kapitel 2.4).[87] Dies erklärt das quantitative und insbesondere qualitative Angebotsdefizit im Bereich der Kinderbetreuungseinrichtungen.[88] Jenes wird begünstigt durch geschlechterstereotypische Verhaltensweisen der Eltern sowie mit den der weiblichen Geschlechterrolle impliziten Erwartungen, eine „gute Mutter" zu sein.[89] Seit 1996 steht jedem Kind ab dem dritten Lebensjahr ein Kindergartenplatz zu.[90] Dies zeigt, dass derzeit verschiedene altersklassen-spezifische

---

[83] Vgl. Schmitt (2007), S. 8.
[84] Vgl. BMFSFJ (2008c), S. 50 f.
[85] Vgl. Peuckert (2008), S. 240 ff.
[86] Vgl. BMFSFJ (2009c): Die Betreuungsquote von unter Dreijährigen ist von 15,5 Prozent im Jahr 2007 auf 18 Prozent im Jahr 2008 gestiegen.
[87] Vgl. Esping-Andersen (1990), S. 165 ff.
[88] Unter quantitativen Defiziten sind beispielsweise die mangelnde Ausstattung an Ganztageseinrichtungen sowie die fehlenden Betreuungseinrichtungen für Kinder bis zu drei Jahre und für Kinder ab sechs Jahre zu finden. Daraus folgen privat zu finanzierende und zu organisierende Arrangements zur Ergänzung der Kinderbetreuung. Der Mangel an bedarfsgerechten und flexibel zu gestaltenden Leistungsangeboten stellt ein qualitatives Angebotsdefizit dar.
[89] Vgl. Peuckert (2008), S. 242. Ferner vgl. Kortendiek (2004), S. 385 f.
[90] Gesetzlich verankert ist dies im Achten Sozialgesetzbuch (Kinder- und Jugendhilfegesetz, §24).

Betreuungsmöglichkeiten und -ansprüche vorliegen.[91] Der Rechtsanspruch auf einen Kindergartenplatz, die derzeitige Ausgestaltung des Elterngeldes und der Elternzeit sowie das momentane Teilzeitgesetz lassen sich als positive Maßnahmen der Defamilialisierung benennen und leisten damit einen Beitrag zur besseren Vereinbarkeit von Familien- und Erwerbsarbeit.[92]

4 FAZIT

Die Ausgangsfragestellung lautete, inwieweit das am 5. Dezember 2006 erlassene Gesetz zum Elterngeld und zur Elternzeit genügt, um einerseits die Familienarbeit im Vergleich zur Erwerbsarbeit aufzuwerten, und anderseits die geschlechtsspezifische Arbeitsteilung, in Hinblick auf die verstärkte Beteiligung der Männer an der Familienarbeit, zu überwinden (Kapitel 1).

Vor dem Hintergrund der theoretischen Grundlagen zur Vereinbarkeitsproblematik und der Evaluation des Gesetzes genügt das BEEG beiden oben genannten Kriterien besser als die bisherigen Ausgestaltungen dieser familienpolitischen Maßnahme.[93] Die finanzielle Gestaltung des Elterngeldes führt zu einer materiellen Aufwertung der Familienarbeit im Bezug auf die Erwerbstätigkeit. 57 Prozent aller Elterngeldbezieher erhielten im Jahr 2008 das Elterngeld auf Basis des Einkommensersatzes.[94] Dabei variiert die Höhe des Elterngelds zwischen einem Mindestbetrag von 300 € und einem Höchstbetrag von 1800 €.[95] Vergleichend existiert das Erziehungsgeld in einer einjährigen Budgetvariante von bis zu 450 € pro Monat und einem zweijährigen Regelbetrag von bis zu 300 € pro Monat. Zusammenfassend kann die finanzielle Leistungshöhe und -ausgestaltung als eine Aufwertung der Familienarbeit betrachtet werden, die jedoch immer noch als nicht ausreichend anzusehen ist.[96]

---

[91] Durch das Gesetz zum qualitätsorientierten und bedarfsgerechten Ausbau der Tagesbetreuung (in Kraft getreten am 01.01.2005) sowie das Kinderförderungsgesetz (in Kraft getreten am 16.12.2008) soll ab 2013 jedes Kind mit der Vollendung des ersten Lebensjahres einen Rechtsanspruch auf Förderung in einer Kinderbetreuungseinrichtung besitzen.
[92] Vgl. Leitner/ Ostner/ Schratzensteller (2003), S. 16 ff.
[93] Vgl. Amend-Wegmann (2003), S. 281.
[94] Vgl. Statistisches Bundesamt Deutschland (2008).
[95] Vgl. BMFSFJ (2008a), S. 11.
[96] Vgl. Amend-Wegmann (2003), S. 282.

Das Kriterium der Überwindung der geschlechtsspezifischen Arbeitsteilung lässt sich anhand der Inanspruchnahme von Elterngeld und Elternzeit sowie der Arbeitsmarktpartizipation bewerten. Die Beteiligung der Männer an der Familienarbeit hat sich erhöht. Mit der Ausgestaltung des Elterngeldes besitzen beide Eltern gemeinsam Anspruch auf 12 Monatsbeträge, die bis auf die Partnermonate frei untereinander aufteilbar sind.[97]

Seit Einführung des Elterngeldes liegt ein stetiger Anstieg der väterlichen Beteiligung durch Inanspruchnahme der Partnermonate vor.[98] Eine stärkere Einbindung des Vaters ist somit zu verzeichnen, dennoch investieren Mütter weiterhin weitaus mehr in die zeitliche Betreuung und Erziehung des Kindes.[99] Diese einseitige Wahrnehmung und geschlechterstereotypische Zuschreibung der Familienarbeit führt oftmals zu weiblichen diskontinuierlichen Erwerbsverläufen mit den bereits beschriebenen negativen Konsequenzen für die gesellschaftliche Stellung von Frauen, beispielsweise in Form von Diskriminierung (Kapitel 2.3).[100] Das Gesetz erlaubt während des Elterngeldbezugs eine Teilzeiterwerbstätigkeit von maximal 30 Wochenstunden, so dass sich neben dem existierenden (Drei)-Phasenmodell eine Orientierung am Parallelisierungsmodell erkennen lässt. Zusammenfassend kann von einer Abschwächung der geschlechtsspezifischen Arbeitsteilung gesprochen werden. Wohlfahrtsstaatliche Regulierungen familialer Arbeitsteilung wie das BEEG lassen eine Geschlechtsneutralität vermissen, da sie sich auch heute noch an gesellschaftlich und kulturell vorgegebenen Geschlechterrollen sowie familienpolitischen Leitbildern orientieren.[101] Im Vergleich zur früheren Gesetzgebung ermöglicht das Gesetz zum Elterngeld und zur Elternzeit jedoch erstmalig die Abkehr vom Ernährermodell in Richtung des „adult worker model" mit einer paritätischen Aufteilung der Erwerbs- und Familienarbeit.

---

[97] Vgl. BMFSFJ (2009a), S. 6.
[98] Vgl. BMFSFJ (2009b), S. 81.
[99] Vgl. BMFSFJ (2008c), S. 50 f.
[100] Vgl. Amend-Wegmann (2003), S. 281 f.
[101] Vgl. Rüling (2004), S. 120.

5 ANHANG

Tabelle 1: Geld- und Zeitregelungen für Familien in Deutschland

Elterngeld Deutschland	Weitere Geldregelung	Zeitregelung
I 12(+2) Monate Bezahlung von 67 Prozent des Nettolohns (Erhöhung bei Nettolohn unter 1000 €/Monat) – Höchstbetrag bei 1800 € – Mindestbetrag von 300 € im Monat I Geschwisterbonus: Erhöhung des Elterngeldes um 10 Prozent, mind. um 75 Euro I Beliebige Aufteilung zwischen den Elternteilen und eine gleichzeitige Nutzung sind möglich. I Zwei verpflichtende Partnermonate, um die Leistungen auf 14 Monate auszuweiten	Kinderzuschlag bei Niedrigeinkommen Kindergeld: Pauschale, gestaffelt nach Anzahl der Kinder: 154 Euro für das erste bis dritte Kind und 179 Euro für jedes weitere Kind Steuerlicher Kinderfreibetrag, der ab einem Jahreseinkommen von etwa 32.800 € (Versteuerung nach der Grundtabelle) bzw. 62.800 € (Versteuerung nach der Splittingtabelle) das Kindergeld ablöst.	Mutterschutz: 14 Wochen 6 Wochen vor und 8 nach Geburt Elternzeit: bis zu drei Jahren (zwischen den Eltern aufteilbar) Vaterzeit: Zwei Monate im Rahmen des Elterngeldes

Quelle: BMFSFJ (2008a), S. 11.

Tabelle 2: Aufteilung des Elterngeldes

Aufteilung EG auf Partner	
Partneranträge	11,5
EG-Bezug nur durch Mutter	84,0
EG-Bezug nur durch Vater	4,5

Quelle: BMFSFJ (2008c), S. 11.

Tabelle 3: Gründe für die Nichtbeantragung von Elterngeld

Gründe für Nichtbeantragung von EG durch den Vater	
Reduktion der Arbeitszeit nicht möglich	68
darin: wegen beruflichen/betrieblichen Gründen	35
darin: wegen finanziellen Gründe	48
Besser soll sich Partnerin ganz um das Kind kümmern	20
Kein Anspruch wegen Aufenthaltsstatus	1
Sonstige Gründe	6
Keine Gründe genannt	14

Quelle: BMFSFJ (2008c), S. 12.

Tabelle 4: Gründe für die Nichtbeantragung von Erziehungsgeld

Gründe für Nichtbeantragung/-bewilligung von ErzG	
Reduktion der Arbeitszeit (bei beiden) nicht möglich	17
Einkommen ist zu hoch	80
(Beide) kein Anspruch wegen Aufenthaltsstatus	3
Sonstige Gründe	4
Keine Gründe genannt	6

Quelle: BMFSFJ (2008c), S. 31.

Abbildung 2: Anstieg der Väterbeteiligung (Partnermonate)
Anteil der Väter an allen bewilligten Anträgen für 2007 geborene Kinder

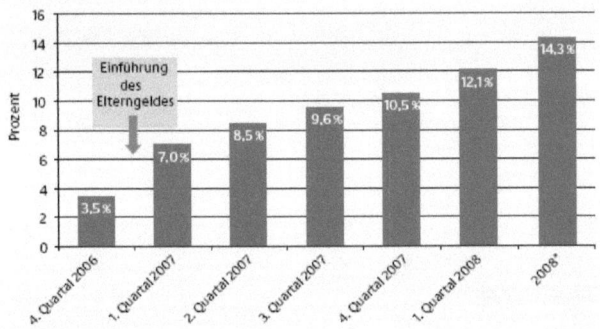

* Sonderauswertung für im ersten Quartal 2007 gestellte Anträge. 14,3 Prozent der Anträge entsprechen einer Beteiligungsquote von 16 Prozent der Haushalte

Quelle: BMFSFJ (2009b), S. 81.

Abbildung 3: Erwerbstätigkeitsumfang elterngeldbeziehender Mütter

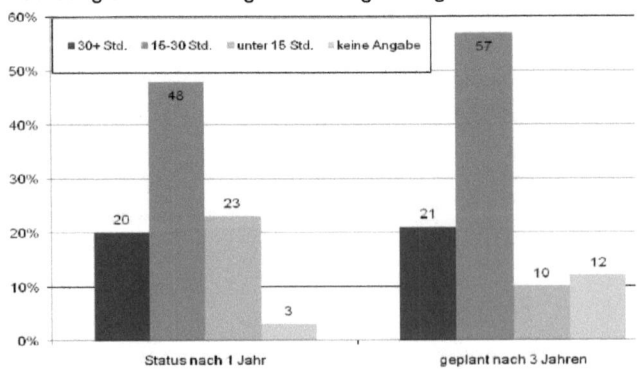

Quelle: BMFSFJ (2008b), S. 25.

Tabelle 5: Eigenbetreuung und Nutzung von Betreuungsmöglichkeiten für Kinder bis 3 Jahre

	Tatsächliche Situation/Pläne			Gewünschte Situation		
	Insgesamt	Ost	West	Insgesamt	Ost	West
Ausschließlich selbst betreuen	33	14	36	33	20	34
Auch andere Betreuungsmöglichkeit nutzen	66	84	63	63	75	63
Keine Angaben	1	2	1	4	5	3

Anmerkung: Angaben in Prozent.
Quelle: BMFSFJ (2008c), S. 52.

6 LITERATURVERZEICHNIS

Achatz, Juliane (2005): Geschlechtersegregation im Arbeitsmarkt. In: Abraham, Martin/ Hinz, Thomas (Hrsg.): Arbeitsmarktsoziologie. Probleme, Theorien, empirische Befunde. Wiesbaden: Verlag für Sozialwissenschaften. S. 263-293.

Amend-Wegmann, Christine (2003): Vereinbarkeitspolitik in Deutschland aus der Sicht der Frauenforschung. Hamburg: Verlag Dr. KOVAC.

Arn, Christoph/ Walter, Wolfgang (2004): Wer leistet die andere Hälfte der Arbeit? Die Beteiligung von Männer an der Hausarbeit als Bedingung eines „integralen" Modells der Zwei-Verdiener-Familie. In: Leitner, Sigrid/ Ostner, Ilona/ Schratzenstaller, Margit (Hrsg.): Wohlfahrtsstaat und Geschlechterverhältnisse im Umbruch. Was kommt nach den Ernährermodell? Wiesbaden: Verlag für Sozialwissenschaften. S. 133-155.

Ashmore, Richard/ Del Boca, Frances K. (1979): Sex Stereotypes and Implicit Personality Theory: Toward a Cognitive-social Psychological Conceptualization. In: Sex Roles, 5, S. 219-245.

Barnett, Rosalind C./ Hyde, Janet S. (2001): Women, men, work and family: An expansionist theory. In: The American Psychologist, 56, S. 781-796.

Becker, Gary S. (1993): A Treatise on the Family. Cambridge: Harvard University Press.

BMFSFJ (2008a): Das Gesetz zum Elterngeld und zur Elternzeit im internationalen, insbesondere europäischen Vergleich. Vergleichskapitel 2008. Osnabrück: KIWI GmbH.

BMFSFJ (2008b): Elterngeldbericht. Osnabrück: KIWI GmbH.

BMFSFJ (2008c): Evaluation des Gesetzes zum Elterngeld und zur Elternzeit. Endbericht 2008. Osnabrück: KIWI GmbH.

BMFSFJ (2009a): Elterngeld und Elternzeit. Berlin: DruckVogt GmbH.

BMFSFJ (2009b): Familien Report 2009. Berlin: DruckVogt GmbH.

BMFSFJ (2009c): Gute Kinderbetreuung. URL: http://www.bmfsfj.de/bmfsfj/ generator/BMFSFJ/Kinder-und-Jugend/kinderbetreuung,did=97458.html, (Zugriff am 16.05.2009).

Dackweiler, Regina-Maria (2004): Wohlfahrtsstaat: Institutionelle Regulierung und Transformation der Geschlechterverhältnisse. In: Becker, Ruth/ Kortendiek, Beate (Hrsg.):

Handbuch Frauen- und Geschlechterforschung. Theorie, Methoden, Empirie. Wiesbaden: Verlag für Sozialwissenschaften. S. 450-466.

Eagly, Alice H. (1987): Sex Differences in Social Behaviors: A Social-role Interpretation. Hillsdale, N.J.: Erlbaum.

Eckes, Thomas (2004): Geschlechter Stereotype: Von Rollen, Identitäten und Vorurteilen. In: Becker, Ruth/ Kortendiek, Beate (Hrsg.): Handbuch Frauen- und Geschlechterforschung. Theorie, Methoden, Empirie. Wiesbaden: Verlag für Sozialwissenschaften. S. 165-176.

Esping-Andersen, Gøsta (1990): The Three Worlds of Welfare Capitalism. Cambridge: Polity Press.

Esping-Andersen, Gøsta (1996): Welfare States without Work: the Impasse of Labour Shedding and Familialism in Continental European Social Policy. In: Esping-Andersen, Gøsta (Hrsg.): Welfare States in Transition. National Adaption in Global Economies. London: Sage Publications Ltd. S. 66-87.

Esping-Andersen, Gøsta (1999): Social Foundation of postindustrial economies. New York: Oxford.

Gildemeister, Regine (2004): Doing Gender: Soziale Praktiken der Geschlechterunterscheidung. In: Becker, Ruth/ Kortendiek, Beate (Hrsg.): Handbuch Frauen- und Geschlechterforschung. Theorie, Methoden, Empirie. Wiesbaden: Verlag für Sozialwissenschaften. S. 132-140.

Hofäcker, Dirk (2003): Typen europäischer Familienpolitik – Vehikel oder Hemmnis für das „adult worker model"? In: Leitner, Sigrid/ Ostner, Ilona/ Schratzenstaller, Margit (Hrsg.): Wohlfahrtsstaat und Geschlechterverhältnisse im Umbruch. Was kommt nach den Ernährermodell? Wiesbaden: Verlag für Sozialwissenschaften. S. 258-284.

Kapphan, Andreas (1994): Frauen am Arbeitsmarkt. Auswirkungen der Arbeitszeitflexibilisierung zur besseren Vereinbarkeit von Familie und Beruf auf die Arbeitsmarktsituation von Frauen. Frankfurt/Main: Lang.

Klammer, Ute/ Klenner, Christina (2003): Geteilte Erwerbstätigkeit – gemeinsame Fürsorge. Strategien und Perspektiven der Kombination von Erwerbs- und Familienleben in Deutschland. In: Leitner, Sigrid/ Ostner, Ilona/ Schratzenstaller, Margit (Hrsg.): Wohlfahrtsstaat und Geschlechterverhältnisse im Umbruch. Was kommt nach den Ernährermodell? Wiesbaden: Verlag für Sozialwissenschaften. S. 177-207.

Koch, Angelika (2000): Vereinbarkeit von Familie und Beruf für beider Geschlechter? In: Blätter für deutsche und internationale Politik, Heft 5, S. 590-599.

Kohl, Jürgen (1993): Der Wohlfahrtsstaat in vergleichender Perspektive. Anmerkungen zu Esping-Andersens: Three Worlds of Welfare Capitalism. In: Zeitschrift für Sozialreform, 39, S. 67-82.

Kortendiek, Beate (2004): Familie: Mutterschaft und Vaterschaft zwischen Traditionalisierung und Modernisierung. In: Becker, Ruth/ Kortendiek, Beate (Hrsg.): Handbuch Frauen- und Geschlechterforschung. Theorie, Methoden, Empirie. Wiesbaden: Verlag für Sozialwissenschaften. S. 384-401.

Krüsselberg, Hans-Günter (1994): Humanvermögen in der sozialen Marktwirtschaft. In: Klein, Werner/ Paraskewopoulos, Spiridon/ Winter, Helmut (Hrsg.): Soziale Marktwirtschaft – Ein Modell für Europa. Berlin: Duncker & Humblot. S. 31-56.

Kurscheid, Clarissa (2005): Das Problem der Vereinbarkeit von Studium und Familie. Münster: LIT Verlag.

Leitner, Sigrid/ Ostner, Ilona/ Schratzenstaller, Margit (2003):De-Familialisierung als Schattenseite der (Re-)Kommodifizierung? In: Leitner, Sigrid/ Ostner, Ilona/ Schratzenstaller, Margit (Hrsg.): Wohlfahrtsstaat und Geschlechterverhältnisse im Umbruch. Was kommt nach den Ernährermodell? Wiesbaden: Verlag für Sozialwissenschaften. S. 15-20.

Lewis, Jane (2004): Auf dem Weg zur „Zwei-Erwerbstätigen-Familie. In: Leitner, Sigrid/ Ostner, Ilona/ Schratzenstaller, Margit (Hrsg.): Wohlfahrtsstaat und Geschlechterverhältnisse im Umbruch. Was kommt nach den Ernährermodell? Wiesbaden: Verlag für Sozialwissenschaften. S. 62-84.

Merkel, Wolfgang (1995): Wohlfahrtsstaat. In: Nohlen, Dieter & Schulze, Rainer-Olaf (Hrsg.): Politische Theorien. Lexikon der Politik, Band 1. München: Beck. S. 694-700.

Nave-Herz, Rosemarie (1993): Die Geschichte der Frauenbewegung in Deutschland. Vierte Auflage. Hannover: Niedersächsische Landeszentrale für Politische Bildung.

Notz, Gisela (2004): Arbeit: Hausarbeit, Ehrenamt, Erwerbsarbeit. In: Becker, Ruth/ Kortendiek, Beate (Hrsg.): Handbuch Frauen- und Geschlechterforschung. Theorie, Methoden, Empirie. Wiesbaden: Verlag für Sozialwissenschaften. S. 420-428.

Ostner, Ilona (1998): Quadraturen im Wohlfahrtsdreieck. In: Lessenich,Stephan/ Ostner, Ilona (Hrsg.): Welten des Wohlfahrtskapitalismus. Frankfurt/Main: Campus. S. 225-254.

Pfau-Effinger, Birgit (1990): Geschlechtsspezifische Unterschiede auf dem Arbeitsmarkt: Grenzen segmentationstheoretischer Erklärung. In: Autorinnengemeinschaft (Hrsg.): Erklärungsansätze zur geschlechtsspezifischen Strukturierung des Arbeitsmarktes. Paderborn: Arbeitskreis Sozialwissenschaftliche Arbeitsmarktforschung. S. 3-21.

Pfau-Effinger, Birgit (1998): Arbeitsmarkt. Und Familiendynamik in Europa. Theoretische Grundlagen der vergleichenden Analyse. In: Geissler, Birgit et al. (Hrsg.): FrauenArbeitsMarkt. Der Beitrag der Frauenforschung zur sozio-ökonomischen Theorieentwicklung. Berlin: edition sigma. S. 177-194.

Pfau-Effinger, Birgit (2000): Kultur und Frauenerwerbstätigkeit in Europa. Theorie und Empirie des internationalen Vergleichs. Opladen: Leske + Budrich.

Pfriem, Hans (1979): Konkurrierende Arbeitsmarkttheorien: neoklassische, duale und radikale Ansätze. Frankfurt/Main: Campus Verlag.

Preuckert, Rüdiger (2008): Familienformen im sozialen Wandel. Wiesbaden: Verlag für Sozialwissenschaften.

Rüling, Anneli (2001): Arbeitszeit und Reproduktionsarbeit. Zusammenhänge und Wechselwirkungen am Beispiel der Teilzeitarbeit. discussions papers P01-505. Querschnittsgruppe Arbeit und Ökologie. Berlin: Wissenschaftszentrum Berlin für Sozialforschung.

Rüling, Anneli (2004): Wohlfahrtsstaat, Geschlechterverhältnisse und familiale Arbeitsteilung – Theoretische Überlegungen. In: Döge, Peter/ Kassner, Karsten/ Schambach, Gabriele (Hrsg.): Schaustelle Gender. Aktuelle Beiträge sozialwissenschaftlicher Geschlechterforschung. Bielefeld: Kleine Verlag. S. 109-134.

Schmitt, Christian (2007): Familiengründung und Erwerbstätigkeit im Lebenslauf. In: Aus Politik und Zeitgeschichte, 2007 (7), S. 3-8.

Schößler, Franziska (2008): Einführung in die Gender Studies. Berlin: Akademie-Verlag.

Schubert, Klaus/Martina Klein (2006): Das Politiklexikon. Vierte Auflage. Bonn: Dietz.

Schubert, Renate (1993): Zur ökonomischen Diskriminierung von Frauen: Bedeutung, Ausmaß, Konsequenzen. In: Grözinger, Gerd/ Schubert, Renate/ Bachhaus, Jürgen (Hrsg.): Jenseits von Diskriminierung. Zu institutionellen Bedingungen weiblicher Arbeit in Beruf und Familie. Marburg: Metropolisverlag. S. 21-54.

Schulz-Nieswandt, Frank (2006): Sozialpolitik und Alter. Stuttgart: Verlag W. Kohlhammer.

Schwarze, Johannes (2002): Auswirkungen von Diskontinuitäten und „atypischer" Beschäftigung in der Erwerbsbiografie auf das individuelle Erwerbseinkommen: Theoretische Analysen und Befunde empirischer Studien für Deutschland. In: Klammer, Ute/ Tillmann, Katja (Hrsg.): Flexicurity – Soziale Sicherung und Flexibilisierung der Arbeits- und Lebensverhältnisse. Düsseldorf: Ministerium für Arbeit und Soziales, Qualifikation und Technologie des Landes Nordrhein-Westfalen. S. 271-303.

Siegel, Nico A. (2007): Welten des Wohlfahrtskapitalismus und Typen wohlfahrtstaatlicher Politik. In: Schmidt, Manfred G./ Ostheim, Tobias/ Siegel, Nico A./ Zohlnhöfer, Reimut (Hrsg.): Der Wohlfahrtsstaat. Eine Einführung in den historischen und internationalen Vergleich. Wiesbaden: Verlag für Sozialwissenschaften. S. 260-276.

Statistische Ämter des Bundes und Länder (2007): Bevölkerungs- und Haushaltsentwicklung im Bund und in den Ländern. Wiesbaden: Statistisches Bundesamt.

Statistisches Bundesamt Deutschland (2008): Elterngeld – Eine erste Bilanz. URL: http://www.destatis.de/jetspeed/portal/cms/Sites/destatis/Internet/DE/Navigation/Publikatione n/STATmagazin/2008/Sozialleistungen2008__10,templateId=renderPrint.psml__nnn=true, (Zugriff am 14.05.2009).

Statistisches Bundesamt Deutschland (2008): Frauendomäne Teilzeitarbeit – Wunsch oder Notlösung? URL: http://www.destatis.de/jetspeed/portal/cms/Sites/ destatis/Internet/DE/Navigation/Publikationen/STATmagazin/2009/Arbeitsmarkt2009__04,te mplateId=renderPrint.psml__nnn=true, (Zugriff am 15.05.2009).

Strohmeier, Peter (1997) Strukturen familialer Entwicklung - ein europäischer Vergleich. In: Vacovics, Lazlo A. (Hg.): Familienleitbilder und Familienrealitäten. Opladen: Leske + Budrich. S. 289-30.

BEI GRIN MACHT SICH IHR WISSEN BEZAHLT

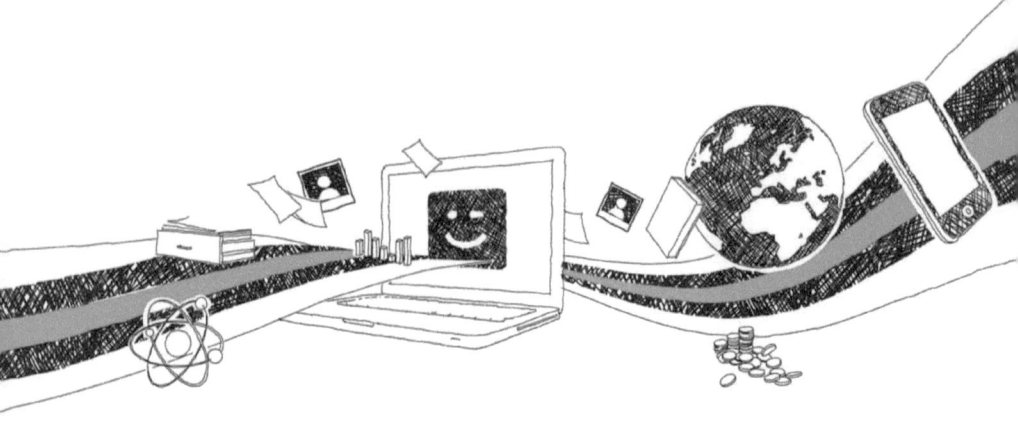

- Wir veröffentlichen Ihre Hausarbeit, Bachelor- und Masterarbeit

- Ihr eigenes eBook und Buch - weltweit in allen wichtigen Shops

- Verdienen Sie an jedem Verkauf

Jetzt bei www.GRIN.com hochladen und kostenlos publizieren